SUR

L'USAGE DES BAINS

DANS LE TÉTANOS.

par Méglin

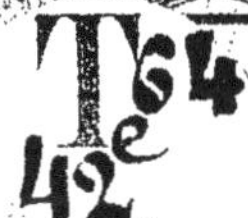

MÉMOIRE

SUR L'USAGE DES BAINS

DANS LE TÉTANOS.

MÉMOIRE

SUR

L'USAGE DES BAINS

DANS LE TÉTANOS.

PAR M. MÉGLIN,

DOCTEUR EN MÉDECINE A COLMAR.

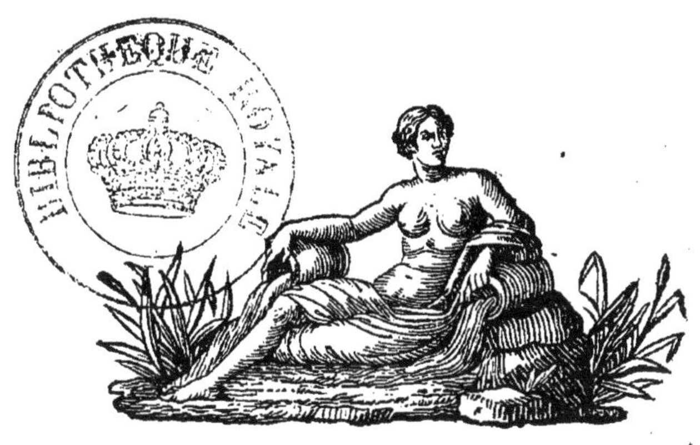

PARIS,

Chez F. G. Levrault, rue des Fossés M. le Prince, n.° 31,
et rue des Juifs, n.° 33, à Strasbourg.

1822.

AVANT-PROPOS.

Le Mémoire que je fais paroître en ce moment a été envoyé, il y a environ deux ans, à l'Athénée de médecine de Paris, dont je suis membre correspondant. L'Athénée nomma pour-lors commissaire M. le docteur Pavet, l'un de ses membres résidans, pour lui en faire un rapport. Un extrait du Rapport de M. Pavet, et le Mémoire qui en étoit l'objet, furent insérés, d'après le vœu de cette société de médecine, dans le Bulletin de sa séance du vingt-quatre Février 1821, et publiés dans la Bibliothèque médicale, n.° CCXXIV, tome LXXII, cahier de Mai 1821, page 203 et suivantes.

Je posai dans mon Mémoire diverses questions, dont je sollicitai la solution: ces questions sont demeurées, jusqu'à présent, sans réponse. Je ne sais si ce silence doit être attribué à ce qu'on a jugé qu'elles sont assez peu importantes et que conséquemment elles doivent être négligées et mises en oubli, quoiqu'il me semble qu'il ne doit pas être indifférent pour l'humanité de savoir si un remède que l'on emploie communément dans une maladie aussi atroce, aussi meurtrière que le tétanos, est *utile* ou *nuisible;* car voilà les termes auxquels se réduit le problème dont il s'agit.

Ce silence seroit-il plutôt dû au manque de données, au défaut d'observations suffisantes et nécessaires pour amener une solution satisfaisante de mes questions, comme il y a quelque probabilité à le supposer ? Quoi qu'il en soit, je prends le parti de donner plus de publicité à mon Mémoire, dans l'intention de faire un nouvel appel à mes collègues, de déterminer les médecins praticiens à nous communiquer le résultat de leur expérience, de les engager enfin à publier les observations que leur pratique peut les avoir mis à même de faire sur ce sujet. Il seroit bien à désirer, quoiqu'on ne puisse guères l'espérer, qu'elles fussent assez nombreuses, assez précises et assez concluantes, pour qu'il en résultât l'éclaircissement d'un point de pratique que je ne crois pas sans importance, et qui est resté, jusqu'à ce jour, dans l'indécision et en litige.

MÉMOIRE

SUR L'USAGE DES BAINS

DANS LE TÉTANOS.

Le tétanos a été connu dans tous les temps: les médecins grecs et arabes les plus anciens en ont, en général, fait mention dans leurs écrits.

Il est des maladies qui ont traversé les siècles en s'atténuant, en s'affoiblissant, en perdant insensiblement de leur force et de leur gravité; telle est la syphilis : il en est qui non-seulement se sont affoiblies par la suite des temps, mais qui ont, en quelque sorte, disparu totalement, du moins dans certaines contrées, et qui ne se montrent plus guère de nos jours.

Il n'en est pas de même du tétanos, de cette cruelle, de cette formidable maladie de nerfs; de la rage, dont le nom seul inspire l'horreur et l'effroi, et de beaucoup d'autres maladies. Le tétanos est, de notre temps et dans tous les pays, ce qu'il a été il y a plus de deux mille ans : les mêmes causes qui l'ont produit alors, le font encore naître aujourd'hui ; les symptômes qu'y a observés Hippocrate, se présentent et s'observent actuellement avec la même force, la même violence, la même intensité, on pourroit dire avec la même fureur et, ce qu'il y a de pis, peu s'en faut avec la même issue, c'est-à-dire qu'il se termine le plus souvent par la mort.

Il n'est point étonnant qu'on ait cherché dans tous les temps, avec persévérance et pertinacité, les moyens de guérir une maladie aussi redoutable, aussi fréquemment mortelle, qui désole l'humanité. Malheureusement le succès a peu répondu à tous les efforts qu'on a faits pour y parvenir. Cependant, on doit le dire à la gloire des temps modernes, depuis passé trente ans on s'est livré, principalement en France et en Amérique, à des travaux, à des recherches, qui ont amené et fait connoître des méthodes curatives dont on a obtenu quelques résultats heureux ; quelques remèdes ont été employés, qui ont eu des succès incontestables et avérés. Malgré ces découvertes, qui ne peuvent être révoquées en doute, nonobstant les secours les plus empressés et les mieux dirigés, la violence extrême du mal, qui est souvent au-dessus de toutes les ressources de l'art, fait succomber un très-grand nombre de tétaniques.

Parmi les remèdes employés le plus fréquemment, le plus constamment, depuis les temps les plus reculés jusqu'à nos jours, contre le tétanos, on doit compter surtout les bains; mais les opinions sont, on ne peut pas plus, partagées sur leur emploi dans cette maladie. Il est des praticiens, et il paroît que c'est le plus grand nombre, qui emploient et recommandent dans cette cruelle affection les bains tièdes, soit simples, soit composés; d'autres ordonnent les bains chauds; ceux-ci ont recours aux bains froids : ceux-là excluent du traitement tous les bains, comme évidemment nuisibles et souvent mortels; et, comme il arrive toujours en pareils cas, les uns et les autres citent des faits à l'appui de leur opinion.

Hippocrate conseille les affusions d'eau froide dans cette maladie convulsive, mais seulement dans de certains cas et avec restriction. Les circonstances principales qu'il exigeoit pour les mettre en pratique, étoient que le tétanos ne fût pas traumatique, ou qu'il n'y eût pas d'ulcère à la peau; que la saison fût chaude, et les malades jeunes et bien charnus : *Etenim in tetano, id est, rigore, sinè ulcere, juvene benè carnoso, æstate mediâ, frigidæ multæ affusio caloris revocationem facit.* (Section cinquième, Aphorisme 21.) Il exclut formellement les affusions d'eau froide dans le tétanos traumatique; il accuse même l'eau froide d'occasioner le tétanos dans les plaies: *Ulceribus frigidum quidem mordax..... Facit rigores febriles, convulsiones et tetanos, id est, rigores.* (Même section, Aphorisme 20.) Dans cette espèce de tétanos il ne proscrit point l'eau chaude: *Calidum suppuratorium, non in omni ulcere, maximum signum ad securitatem : cutem emollit, attenuat; dolores sedat; rigores, convulsiones, tetanos, id est, rigores mitigat.* (Même section, Aphorisme 22.)

Les médecins grecs et latins, en général, prescrivoient le plus souvent, dans le tétanos, des inonctions huileuses ou des fomentations avec de l'eau chaude sur différentes parties du corps, et particulièrement sur les extrémités inférieures : ils ne font guère mention de bains entiers, à moins que ce ne soit de ceux par immersion. Ils enveloppoient le corps avec des morceaux de laine trempés dans des décoctions émollientes, comme Arétée ; ils appliquoient sur différentes parties musculaires des vessies remplies d'huile chaude, des sachets pleins de semence de lin rôtie, comme Cœlius Aurelianus. Ils avoient même recours à l'insolation, en exposant leurs malades aux rayons du soleil dans les chaleurs de l'été. Aetius conseille de plonger les tétaniques dans de l'huile chaude, mais de ne pas les y laisser long-temps.

Avicenne, médecin arabe, fait mention de plusieurs malades affectés du tétanos, guéris par les affusions d'eau froide employées par Hippocrate : du reste il n'entre dans aucun détail.

Valescus de Tarenta rapporte plusieurs exemples de tétanos qu'il a guéris également par l'affusion de l'eau froide ; il y a joint les inonctions huileuses et graisseuses, long-temps continuées.

Celse conseille les inonctions huileuses chaudes sur toutes les vertèbres du corps, et principalement sur celles du cou; mais continuées nuit et jour, en y mettant cependant quelque intervalle : il ordonne de faire mettre le malade dans l'huile chaude, ou dans l'eau chaude, dans laquelle on aura fait cuire du *fœnu-græcum*, en y ajoutant la troisième partie d'huile. (Livre 4, chapitre 3.)

Bontius a été témoin, dans l'Inde, de l'efficacité des frictions aromatiques. Il employa également les bains. Il ne dit pas s'ils doivent être tièdes ou chauds : *Æger à capite ad calcem inungatur oleis aromaticis, et balnea adeat facta ex decocto herbæ lagondi, seu ligustri indici, ad dolores sedandos optimi.* (*De medicinâ Indorum, capite secundo.*)

Forestus donne la relation d'un tétanique guéri sans l'emploi d'aucun bain. Il fit surtout usage de la saignée; indépendamment des autres remèdes, il fit frotter la nuque d'huile préparée avec de l'iris et de la camomille (*oleo irino et chamæmelino*), et la fit recouvrir de la laine trempée dans la même huile. (*Observationum et curationum medicinalium, etc., libro* 10, *pag.* 453.)

L'on trouve dans De Haen trois faits, on ne peut pas plus frappans, sur l'utilité des bains et des embrocations huileuses dans le traitement du tétanos. Le même auteur cite plusieurs cas où le bain froid a été efficace : il allègue, d'un autre côté, celui d'un homme affecté du tétanos qui mourut en sortant du bain tiède. Suivant les médecins d'Amérique, le bain froid a plus d'une fois produit le même effet.

La Société royale de médecine a fait paroître, en 1786, sur la demande du ministre de la marine, un projet d'instruction sur le tétanos. Dans la méthode curative indiquée par MM. les commissaires de la Société (MM. Poissonnier, Desperrières, Geoffroy, Andry, Carrère et Thouret), on propose, entre autres remèdes, l'usage des bains tièdes.

Dans le tome XX du *Journal de médecine*, cahier de Mars 1787, page 426, on trouve une observation de M. Duval, médecin de l'hôpital de Senlis, sur un tétanos survenu à la suite d'un refroidissement. M. Duval fit mettre son malade dans un bain chaud, indépendamment des remèdes anti-spasmodiques dont il fit usage. Le malade, de l'aveu de son médecin, ne put supporter long-temps le bain chaud, qui fut remplacé par un cataplasme émollient autour du cou. Le malade mourut trente heures après l'invasion de la maladie.

M. Lucq a publié une observation qui paroît prouver le bon effet que peuvent produire les bains chauds dans le tétanos.

En jugeant d'après les observations de MM. les médecins et chirurgiens de l'Amérique (voyez *Journal de médecine*, cahier de Juin 1788, page 445), il semble d'abord fort douteux si la guérison de cette terrible maladie convulsive est due à l'opium ou aux frictions mercurielles, parce que ces deux remèdes ont été administrés en même temps. Si l'on veut se laisser guider par les observations de MM. Delaroche, Monro, Duboueix, les frictions mercurielles auront le principal honneur de la guérison. Si l'on s'en rapporte à d'autres faits, qui prouvent que l'opium seul a guéri des tétanos des plus intenses, on croira que ce médicament a eu et doit avoir beaucoup de supériorité sur le mercure. Les médecins et les chirurgiens de l'Amérique, dont la méthode consiste à unir les narcotiques au mercure, ne balancent pas à accorder la prééminence à ce dernier remède.

Il y a, dans les *Mémoires du cercle des Philadelphes*, cinq faits qui paroissent bien concluans en faveur de la méthode des narcotiques combinés avec les frictions mercurielles: trois de ces observations sont dues à M. Vantage, et les deux autres à M. Arthaud.

Suivant MM. Monro, Delaroche et Duboueix, il ne faut pas exciter la salivation: MM. Vantage et Arthaud travaillent, au contraire, très-puissamment à la reproduire, en faisant appliquer tout de suite une forte dose d'onguent mercuriel tout le long de l'épine du dos. Le médecin cité par Rivière avoit poussé les frictions de manière à procurer une salivation prompte et abondante. Ce qui pourroit engager à ne pas ménager la dose du mercure, c'est qu'il est urgent de secourir les malades de cette espèce, et que, d'après les faits que nous connoissons, il paroît qu'il y auroit moins de danger à exciter la salivation qu'à introduire une trop petite quantité de mercure.

Au reste, je n'ai fait mention de ces observations, qui tendent à prouver la grande efficacité de l'opium et du mercure dans le traitement du tétanos (objet dont ce n'est pas mon fait de m'occuper dans ce moment), que pour faire remarquer que leurs auteurs ne parlent de bains d'aucune espèce comme d'un moyen curatif essentiel ou nécessaire à la guérison de cette effrayante maladie des nerfs.

M. Duboueix cite une observation (*Journal de médecine*, cahier de Juin 1788, page 416), faite à l'hôpital de Clisson, d'un tétanos idiopathique guéri par les frictions mercurielles, lequel avoit résisté aux bains, aux délayans, aux minoratifs, etc. Les frictions mercurielles eurent un succès complet.

M. Dazille emploie et recommande, dans le traitement du tétanos, les bains tièdes unis aux autres remèdes.

Le docteur Chalmers vante, dans cette maladie, l'usage des bains chauds.

On voit dans le Dictionnaire des sciences médicales, tome 55, page 26, que M. Fournier, auteur de l'article *Tétanos*, recommande les bains tièdes en même temps que la saignée, et plus généralement encore, parce que, suivant lui, ils diminuent la *tension musculaire*, la *rigidité de la peau*, et *qu'ils favorisent la transpiration*. Il pense qu'il est avantageux d'associer aux bains tièdes les affusions d'eau froide sur la tête, et il indique la manière dont ces affusions doivent être faites. Page 27, il parle avantageusement, d'après le docteur Stultz, des bains alcalins préparés avec l'hydrate de deutoxide de potassium (la pierre à cautère).

Dans les Élémens de médecine pratique de Cullen, traduits par Bosquillon, il est dit, tome 2, page 328 : « On a communé-
« ment employé les bains chauds comme
« remède dans cette maladie, et ils ont été
« souvent avantageux; mais, autant que j'ai
« pu m'en assurer, ils n'ont jamais produit
« seuls la guérison : bien plus, l'on convient
« que le bain chaud a été nuisible dans
« quelques cas, et qu'il a même occasioné
« la mort. »

Dans les Observations sur l'usage de l'opium dans le traitement du tétanos, insérées dans le *Journal de médecine* (tome XVIII, année 1809, cahier de Mars, page 198 et 201), les auteurs prescrivent parfois un bain chaud, comme un moyen accessoire, sans doute, puisque leur but est de prouver la grande efficacité de l'opium dans cette maladie. M. Jadelot, dans les réflexions qu'il a jointes à ces observations, proclame l'opium à une dose très-élevée, six, dix, jusqu'à vingt fois plus forte que celle que l'on emploîroit dans d'autres maladies, comme le vrai moyen curatif et en quelque sorte spécifique du tétanos : il émet l'opinion formelle que l'opium offre, dans cette cruelle maladie, autant d'avantage que le quinquina dans les fièvres intermittentes, et le mercure dans les maladies syphilitiques.

M. Borie, dans le *Journal de médecine*, tome XIX, Juin 1810, page 425, donne quelques observations pratiques sur le tétanos traumatique; il dit, page 432 : « Incapable d'avoir une opinion, je me contente de croire que les bains froids sont « les seuls susceptibles de combattre cette « cruelle lésion du genre nerveux, et j'observerai qu'il est important de ne les « mettre en usage qu'au cinquième, sixième, « septième jour de l'invasion des symptômes, quoiqu'il arrive souvent que le

« malade succombe pendant (même avant)
« ce laps de temps.[1] »

M. Ozanam, docteur en médecine, donne dans le *Journal de médecine*, cahier d'Octobre 1813, la relation d'un tétanos occasioné, chez un cultivateur âgé de quarante ans, pour avoir resté couché pendant une nuit entière sur l'herbe humide, en plein champ, au mois de Mars et par un temps froid. Indépendamment d'autres remèdes, parmi lesquels se trouvent en première ligne l'émétique, ensuite le laudanum, donnés, l'un et l'autre, à des doses très-élevées (ce dernier remède à cent gouttes à la fois), M. Ozanam employa des onctions huileuses, les bains chauds, même très-chauds : le traitement eut un heureux succès.

M. Chomel, D. M. P., rapporte l'observation d'un tétanos chez un jeune enfant de seize ans (*Journal de médecine* pour l'année 1814, cahier de Février, page 125). L'opium fut porté à une dose excessive ; le laudanum fut donné à une dose de

---

[1] En s'exprimant ainsi, M. Borie n'émet-il pas une opinion bien précise, bien formelle, tout en déclarant, beaucoup trop modestement, qu'il est incapable d'en avoir une ?

plusieurs gros à la fois, sans qu'il en résultât de mauvais effets : seulement le malade éprouvoit un peu de somnolence, qui pouvoit dépendre, dit l'auteur, de la nuit précédente. M. Chomel prescrivit les bains, alternativement tièdes et froids. Il dit, page 131 : « Après sept heures d'immersion dans « le bain tiède, les spasmes étoient plus « fréquens encore que le matin, quoique « le malade eût pris deux fois autant d'o- « pium ; il fut plongé alors dans un bain « froid, et reporté immédiatement après « dans un bain tiède. Pendant quinze à « vingt minutes les mouvemens convulsifs « furent moins fréquens et moins graves. « On administra un deuxième bain froid, « qui produisit de même un soulagement « momentané. Une troisième immersion, « faite trente minutes après la seconde, « n'eut aucun effet, quoique le malade eût « pris encore, dans l'espace d'une heure, « deux gros de laudanum et deux grains « d'opium en pilules. La diminution pro- « gressive des forces, et la crainte que le « malade ne succombât dans le bain, le « firent replacer dans son lit. » Le malade finit par succomber.

M. Bland, médecin en chef des hospices de Beaucaire, expose (dans ses Commentaires sur les aphorismes d'Hippocrate, sixième article; insérés dans la *Bibliothèque médicale*, tome LXIX, cahier de Septembre 1820, page 331) le cas d'un enfant de onze jours, qui, pour avoir été tenu dans une chambre froide et ouverte de toute part, fut pris du trismus. Le spasme fit des progrès rapides, et le lendemain le tétanos étoit général. « Le troisième jour « de Février, dit M. Bland, nous fûmes « appelés pour donner nos soins à cet en- « fant; mais l'occasion étoit échappée. Nous « employâmes vainement les bains tièdes « alcalins, le vin d'opium combiné avec « le sous-deuto-carbonate de potasse, etc. « L'enfant mourut à sept heures du soir. » Lors de l'ouverture du petit cadavre, on trouva tous les os du crâne rouges et infiltrés de sang, surtout les deux pariétaux, qui étoient d'un rouge brun, et laissoient suinter de leur substance divisée une sérosité sanguinolente; les veines et les sinus cérébraux gorgés d'un sang noir. Ne résulte-t-il pas d'une manière manifeste, pour le dire ici en passant, de cette autopsie cadavérique (qui a fait connoître une congestion sanguine cérébrale et vers la tête en général, si fortement prononcée), qu'il eût fallu, dans les premiers temps, avant tout autre médicament, et par conséquent avant que M. Bland fût appelé, une évacuation de sang par les sangsues appliquées aux deux tempes de l'enfant, lesquelles auroient probablement été le meilleur antispasmodique et le plus capable d'empêcher le trismus de dégénérer en tétanos complet?

A la suite de cette première observation, M. Bland en rapporte une seconde d'un tétanos complet, produit par refroidissement, chez un homme de vingt-cinq ans, et guéri par une potion composée de huit grains d'extrait d'opium aqueux dans six onces d'eau, administrée par cuillerées, d'heure en heure, sans avoir employé de bains d'aucune espèce.

Plusieurs médecins praticiens distingués, en Amérique; pays où le tétanos est assez commun et où il y a par conséquent de fréquentes occasions d'observer cette maladie, Hillary et autres, Bajon, médecin françois, établi pendant long-temps dans cette partie du monde, rejettent tous les bains dans le traitement du tétanos, comme nuisibles, dangereux et souvent mortels. Ils prouvent, par des observations nombreuses, que les bains augmentent tous les accidens chez les tétaniques : après chaque bain les membres convulsés de ces malheureux, ainsi que leur corps, sont plus roides qu'auparavant; ils éprouvent de l'étranglement, un serrement de poitrine plus fort, une gêne plus grande dans la respiration, une oppression qui va quelquefois jusqu'à la suffocation. Hillary a vu des tétaniques mourir dans le bain, ou peu de temps après en être sortis.

Ce que les médecins d'Amérique ont observé, je l'ai vu moi-même dans le cours d'une pratique de quarante et quelques années. Dans ce long espace de temps j'ai eu d'assez fréquentes occasions de traiter et d'observer des tétanos, tant idiopathiques, traumatiques et autres, que symptomatiques : j'ai employé les bains tièdes, et surtout alcalins dans les premières années de ma pratique, et assez long-temps pour avoir pu en bien remarquer tous les effets; et je puis affirmer que je n'ai pas vu un seul succès heureux qui ait pu leur être attribué, pas même un amendement, une amélioration de symptômes, de quelque durée. Mes tétaniques, en sortant du bain, éprouvoient communément une roideur plus grande dans les muscles convulsés qu'avant d'y être entrés, ainsi que l'a observé Hillary; surtout une plus grande gêne dans la respiration, plus d'embarras dans la poitrine, une plus grande constriction du thorax, au point d'être menacés parfois d'étouffement : de sorte que, éclairé par une expérience longue, par des observations nombreuses, j'ai renoncé, depuis passé quinze ans, à l'usage de tous les bains chez les tétaniques que j'ai eu lieu de traiter depuis cette époque. Je considère les bains, dans cette maladie, comme un moyen pour le moins inutile, s'ils ne sont pas toujours nuisibles. Mais comment ne le seroient-ils pas toujours, ne fût-ce que par la gêne, le tourment cruel, la douleur qu'éprouvent ces malheureux, placés et devant se tenir dans une baignoire, eux dont les membres et le corps convulsés ne peuvent se plier ni se prêter à aucun mouvement qu'avec la plus grande difficulté, abstraction faite d'ailleurs de l'effet de la pression de l'eau et de l'action du bain sur la surface du corps et sur tout le système?

Je pense que, tant que le spasme général tonique subsiste dans toute sa force, cette seule pression mécanique de l'eau rend la circulation dans les vaisseaux sous-cutanés encore plus difficile qu'elle ne l'étoit déjà par l'effet du spasme et de l'état convulsif lui-même; qu'elle porte davantage le sang vers l'intérieur, en surcharge les viscères, et produit par là l'augmentation de tous les symptômes qu'on a lieu d'observer, c'est-à-dire, les angoisses, la gêne dans la respiration, l'oppression, qui va quelquefois jusqu'à la suffocation et la mort.

Ce n'est que lorsque le spasme a été, en grande partie, levé par l'effet de la saignée (beaucoup trop négligée, soit dit en passant) plus ou moins réitérée, des antiphlogistiques, dans les premiers temps, des antispasmodiques et des narcotiques à forte dose, c'est-à-dire, lorsque ce mal atroce a déjà beaucoup cédé; que le malade est en quelque sorte en train de guérison et donne de l'espoir; que la détente générale sera déjà assez grande et assez avancée pour que l'absorption cutanée, qui auparavant étoit devenue impossible, puisse avoir lieu : ce n'est qu'alors que les bains tièdes d'eau simple ou alcalins ne feront plus de mal, et fourniront peut-être un remède accessoire, qu'on pourra employer dans cette période de la maladie, mais dont, dans tous les cas, on pourra se passer.

En parlant, au reste, contre l'usage des bains dans le tétanos, je n'entends point improuver celui des affusions (mode adopté par Hippocrate); je n'entends pas improuver non plus les immersions, les irrigations ou arrosemens, les lotions, les inonctions huileuses, dont la manière d'agir est différente de celle des bains, et n'en présente pas les inconvéniens.

J'ai été assez heureux que de guérir quelques personnes affectées du tétanos, par des moyens énergiques connus, entre autres, l'opium, le mercure et le musc, à dose élevée; ils l'ont été sans avoir fait usage des bains : tous les tétaniques que j'ai vus mourir, ont péri nonobstant les bains que j'avois employés.

Il y a plusieurs années qu'on a vu ici une femme mourir dans le bain, où elle avoit été placée par ordonnance de son médecin.

Je fus appelé, il y a environ deux ans, en consultation, par un de mes collègues de cette ville, pour un vigneron âgé d'environ quarante ans, affecté du tétanos traumatique depuis la veille. N'ayant pu me rendre à l'instant même (huit heures du matin) à cette invitation, puisque j'étois sur le point de monter en voiture pour aller voir un malade pressant à la campagne, je fixai pour onze heures et demie celle de la consultation. De retour de ma course, je me transportai de suite au lieu du rendez-vous; j'y trouvai mon collègue, qui m'attendoit. Il m'apprit que depuis le temps que j'avois été convoqué pour consulter avec lui on avoit appelé un troisième médecin, lequel, en mon absence, comme dans la sienne et sans sa participation, quoique étant le médecin ordinaire et appelé le premier, avait entrepris de suite le malade et s'étoit chargé tout seul du traitement; que ce médecin avoit ordonné une préparation opiatique et surtout les bains chauds. Je vis en effet, en ma présence, porter l'eau chaude dans la baignoire placée dans l'appartement du malade. Mon collègue n'avoit encore jamais été appelé pour un cas pareil, et il désiroit acquérir des lumières sur le traitement d'une maladie que pour la première fois il étoit à même d'observer. Je lui fis part de tout ce que mon expérience m'a enseigné sur l'usage des bains dans le tétanos : je lui fis connoître tout ce que je présumois devoir arriver : je lui prédis que le malade se trouveroit plus mal chaque fois qu'il sortiroit de l'eau; que ses membres et son corps seroient plus roides; qu'il seroit plus angoissé, plus oppressé et peut-être comme suffoqué : je lui citai les observations de Hillary, l'un de ceux qui ont le mieux décrit les mauvais effets des bains dans le traitement du tétanos. Je me retirai et ne vis plus le malade; mais mon collègue le suivit, plutôt comme curieux que comme médecin. Il m'apprit, après la mort de cet infortuné père de famille, qui eut lieu plusieurs jours après notre entrevue, que les choses s'étoient passées précisément, et à point nommé, comme je l'avois prédit; que les gens de la maison avoient eux-mêmes si bien reconnu tout le mal que faisoient les bains au malheureux tétanique, que deux jours avant sa mort ils en avoient suspendu l'usage, de leur propre mouvement et malgré les ordres contraires du médecin, pour ne pas tourmenter le malade davantage, et aggraver sans cesse, inutilement et sans fruit, ses souffrances et ses angoisses.

D'après tout ce que je viens d'exposer sur l'usage des bains dans le tétanos, depuis l'antiquité la plus reculée jusqu'à nos jours, que penser sur cet objet ? quelle idée s'en former ? N'est-on pas autorisé à croire que l'emploi des bains dans le tétanos, jusqu'à ce jour, a été bien peu rationnel et presque entièrement empirique ? Peut-on s'imaginer raisonnablement que les bains tièdes, chauds, d'après quelques-uns, même très-chauds, et les bains froids, puissent être, les uns et les autres, un remède également utile dans une seule et même maladie, telle que le tétanos idiopathique (car ce n'est que de cette espèce que j'entends parler), soit traumatique, soit produit par d'autres causes, telles qu'un refroidissement subit et violent, le corps étant échauffé (source la plus fréquente de ce cruel mal), ou occasioné par des affections très-vives de l'ame, etc. ? Si les bains chauds sont avantageux, les bains froids peuvent-ils ne pas être nuisibles ? et si les bains froids sont les seuls qui puissent convenir, comme le croit M. Borie, les bains chauds ne sont-ils pas évidemment contre-indiqués ?

Peut-on, doit-on employer, comme l'a fait M. Chomel, chez le même malade affecté du tétanos, alternativement et sans intervalle, les bains tièdes et les bains froids ? [1]

Doit-on, au contraire, rejeter du traitement de cette maladie tous les bains, comme nuisibles, dangereux et souvent mortels, d'après l'exemple et le précepte de plusieurs auteurs recommandables et dignes de foi, comme mes propres observations, assez multipliées, me portent et m'autorisent à le penser moi-même ?

Dans cette divergence si extraordinaire d'opinions sur l'emploi d'un remède dans une maladie aussi grave, divergence qui ne

---

[1] Une méthode aussi perturbatrice est-elle bien rationnelle ? ou seroit-elle rationnelle par cela même qu'elle est perturbatrice ? Quoi qu'il en soit, l'essai de M. Chomel n'a point été couronné d'un heureux succès, et il n'a été répété depuis lui, que je sache, par aucun médecin praticien.

peut être que préjudiciable à l'humanité souffrante, tout médecin praticien doit former des vœux pour que ce point de pratique important soit enfin éclairci. On doit désirer qu'une société de médecine veuille bien s'en occuper, faire un appel à tous les médecins praticiens éclairés et instruits par une sage et longue expérience, en faisant de cette matière le sujet d'un prix, afin de parvenir à fixer d'une manière invariable et précise, si toutefois il y a possibilité, l'opinion que l'on doit avoir sur l'usage des bains dans le tétanos.

EXTRAIT

Du Rapport de M. PAVET à l'Athénée de médecine, sur le Mémoire précédent.

Je n'entreprendrai pas, dit le rapporteur, de répondre seul aux questions de l'auteur; il fait, avec raison, un appel à l'expérience du plus grand nombre possible de praticiens éclairés, pour avoir une solution aussi complète et aussi satisfaisante qu'on peut raisonnablement le désirer. J'émettrai seulement quelques réflexions appuyées sur des faits.

Le premier tétanos que j'ai vu, il y a environ treize ans, étoit essentiel ou idiopathique : le sujet étoit un jeune paysan, âgé de quatorze ans, habitant du département de la Sarthe. Il s'étoit endormi pendant une soirée d'été sur l'herbe, à l'ombre d'un arbre très-touffu ; il y resta fort avant dans la nuit : le lendemain il fut atteint du tétanos.

Je le vis étendu sur le plancher de la maison : le tronc et les membres étoient dans une rigidité extrême, les yeux étoient fixes et brillans ; le trismus étoit à son maximum. Je me rappelle qu'on le soulevoit, en le prenant par la tête, comme un corps inerte, tel qu'une barre de fer ou une pièce de bois très-lourde. L'homme de l'art appelé auprès de ce malade prescrivit de le prendre et de le plonger à l'instant dans un grand cuvier rempli d'eau qui avoit été seulement exposée pendant quelques heures à l'action du soleil. La première immersion, qui ne dura que cinq ou six minutes, produisit un effet très-prompt, très-marqué et très-heureux: le trismus céda, les arcades dentaires se relâchèrent, et le malade fit entendre quelques murmures. On le retira pour le placer dans un lit et lui faire quelques frictions générales. On revint successivement aux immersions, et à la dixième le mal céda complétement.

Ce sujet étoit bien dans les conditions requises par Hippocrate dans son vingt-unième Aphorisme, cinquième section.

J'ai vu depuis, sur un sujet âgé, un opisthotonos contre lequel l'emploi des bains a été inutile et infructueux. L'affection n'étoit pas générale; elle n'occupoit que le tronc, et elle étoit presque rémittente : il y avoit des temps et des circonstances où la rigidité devenoit plus intense. J'ai perdu ce malade de vue; j'ignore quels moyens ont été mis ultérieurement en usage après les bains pour triompher de la maladie.

J'ai vu à l'Hôtel-Dieu deux tétanos traumatiques contre lesquels les bains chauds ont été vainement administrés, ainsi que l'opium à hautes doses : les malades ont succombé le quatrième jour.

J'ai entendu rapporter par M. le professeur Percy, qu'à l'issue de la bataille de Wagram trente blessés, atteints du tétanos traumatique, furent plongés dans des bains froids, par les conseils de M. Heurteloup : chez tous, les symptômes convulsifs furent exaspérés, et ils ne tardèrent pas à succomber.

Je pense qu'on ne doit jamais recourir aux bains froids dans les tétanos traumatiques. Les bains chauds peuvent être plus supportables et plus utiles; mais je crois qu'il faut être encore bien en réserve sur leur emploi.[1]

Wenceslaus Trnka de Kr'zowitz a publié à Vienne, en 1777, un Traité très-étendu sur le tétanos. Le chapitre quatrième du deuxième

---

[1] En disant que *les bains chauds peuvent être plus supportables* que les bains froids (dont M. Pavet improuve, avec raison, entièrement l'usage dans le tétanos traumatique, d'après le précepte du père de la médecine), mais qu'*il faut être encore bien en réserve sur leur emploi*, il est naturel de supposer que M. Pavet présume qu'il est des circonstances où les bains chauds, aussi bien que les bains froids, peuvent faire du mal dans cette cruelle névrose. Il auroit été bien utile de désigner ces circonstances, et d'exprimer en termes précis et formels en quoi consiste la réserve qu'il est essentiel d'avoir pour empêcher les bains

livre est consacré à l'examen des bains aqueux et huileux, soit chauds, soit froids : il cite plusieurs observations qui attestent l'utilité des bains chauds dans le traitement du tétanos, et spécialement dans un opisthotonos hystérique chez une jeune religieuse. Le fait est raconté par Rhodius. Néanmoins il cite des cas où les bains ont été préjudiciables; entre autres, un fait bien remarquable, raconté par de Haen dans son ouvrage, *de Ratione medendi*, chap. IV, pag. 10. Je citerai le texte : *Præsens præsentem vidi hominem qui, tetano universo affectus, dùm à balneo aquæ calidæ educeretur, balneum omnem pepulisse morbum exclamaret, sic quidem iit, integram curationem adstantibus demonstraturus, per cubile incedere progredique inciperet; qui tamen, vix momento elapso, humi procumberet ac moreretur.* Peut-être ne faut-il pas attribuer uniquement à l'action du bain cette mort rapide et inopinée. On

---

chauds de nuire. M. Pavet n'ignore certainement pas qu'il est des auteurs recommandables et dignes de foi qui les accusent d'avoir donné quelquefois la mort aux personnes affectées du tétanos; mais il a déclaré, dans son rapport, qu'il n'entend rien décider tout seul sur ce point : il a été de mon avis, *de faire un appel à l'expérience du plus grand nombre de praticiens éclairés*, pour avoir une solution complète, s'il y a moyen et autant qu'il y a moyen, des questions que j'ai posées.

(*Note de l'auteur du Mémoire.*)

regrette que l'auteur ne fournisse pas sur ce sujet de plus amples détails.

Trnka paroît accorder la préférence aux bains huileux. Il raconte une observation citée par Morgagni, et recueillie dans la pratique d'Albertinus, qui vient à l'appui de son opinion. Enfin, il termine par des considérations sur l'usage des bains froids, en citant également des faits qui attestent les heureux effets produits par leur usage; mais ce sont toujours des tétanos essentiels, et particulièrement chez des sujets jeunes et vigoureux.

FIN.

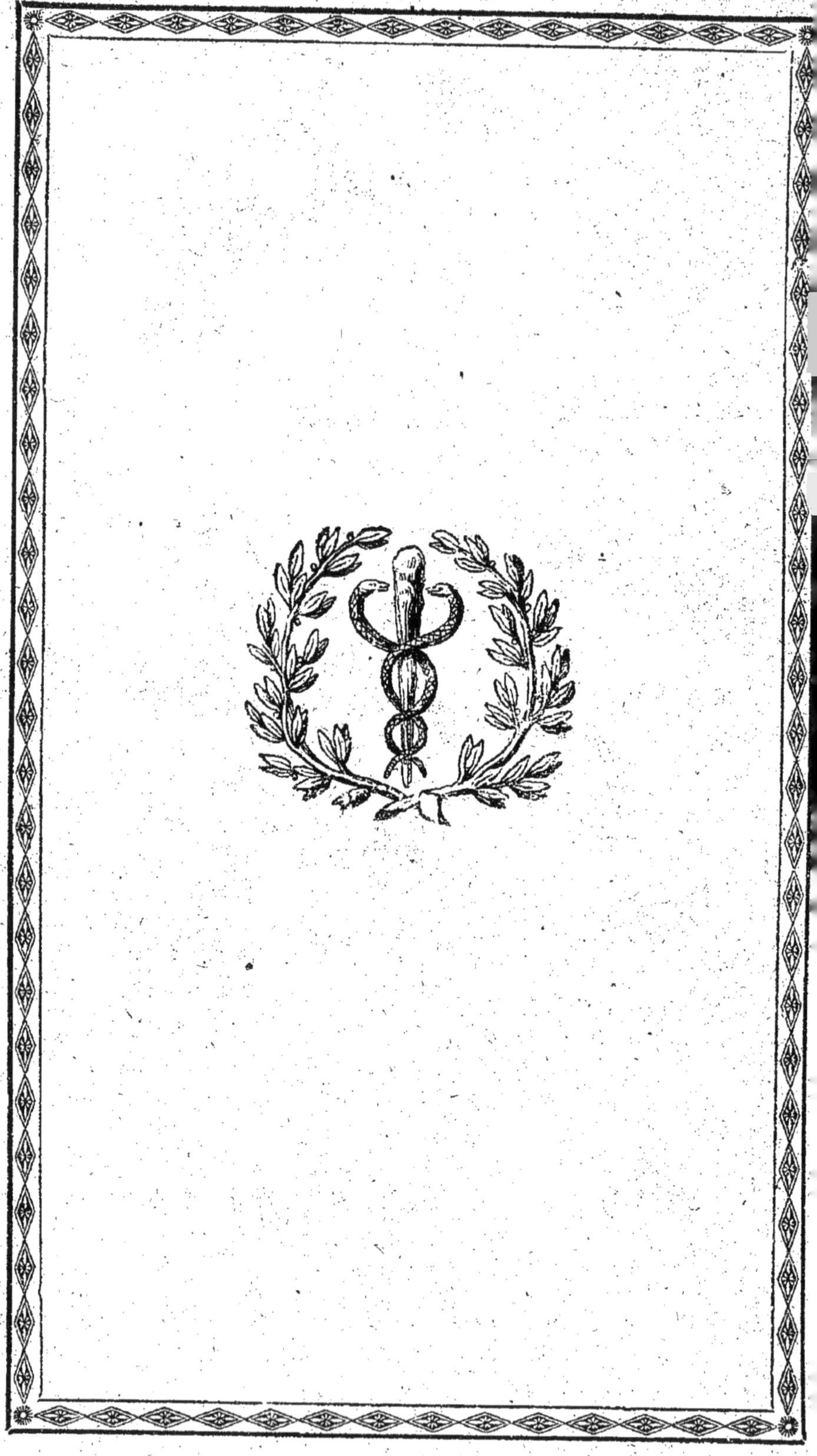

www.ingramcontent.com/pod-product-compliance
Ingram Content Group UK Ltd.
Pitfield, Milton Keynes, MK11 3LW, UK
UKHW020415220726
13923UKWH00004B/1971